Sucheta Golhar

Efeito de um exercício de estabilização específico versus um exercício convencional para as costas

Sucheta Golhar

Efeito de um exercício de estabilização específico versus um exercício convencional para as costas

ScienciaScripts

Imprint

Any brand names and product names mentioned in this book are subject to trademark, brand or patent protection and are trademarks or registered trademarks of their respective holders. The use of brand names, product names, common names, trade names, product descriptions etc. even without a particular marking in this work is in no way to be construed to mean that such names may be regarded as unrestricted in respect of trademark and brand protection legislation and could thus be used by anyone.

Cover image: www.ingimage.com

This book is a translation from the original published under ISBN 978-3-330-33450-2.

Publisher:
Sciencia Scripts
is a trademark of
Dodo Books Indian Ocean Ltd. and OmniScriptum S.R.L publishing group

120 High Road, East Finchley, London, N2 9ED, United Kingdom
Str. Armeneasca 28/1, office 1, Chisinau MD-2012, Republic of Moldova, Europe
Printed at: see last page
ISBN: 978-620-7-33387-5

ÍNDICE DE CONTEÚDOS

RESUMO

Antecedentes: A ativação da musculatura estabilizadora local ocorre automaticamente de forma preparatória antes do movimento. A falha deste mecanismo estabilizador preparatório é identificada como a causa primária da persistência da dor lombar. O objetivo deste estudo foi investigar se exercícios específicos de estabilização ou exercícios convencionais de extensão das costas são eficazes em pessoas com Hérnia Pulposa Crónica (HNP).

Materiais e Métodos: 20 pacientes com Hérnia Pulposa Crónica (HNP) foram distribuídos aleatoriamente em dois grupos. 10 pacientes do Grupo A receberam exercícios específicos de estabilização, enquanto 10 pacientes do Grupo B receberam exercícios convencionais de extensão das costas. A perceção da dor foi medida usando a Escala Visual Analógica (VAS). A incapacidade foi medida usando o Questionário de Incapacidade Ronald - Morris (RMDQ). Ambos os períodos de intervenção foram realizados 5 vezes por semana durante 4 semanas.

Resultados: O treinamento do exercício específico de estabilização no grupo A apresentou uma melhora significativa na diminuição da dor e na melhora da capacidade funcional quando comparado ao exercício de fortalecimento no grupo B atp $<0,05$ (teste t)

Conclusões: Verificou-se uma diminuição da intensidade da dor e uma melhoria do nível funcional nos doentes que foram submetidos a exercícios convencionais de extensão da coluna, mas verificou-se um alívio mais acentuado nos doentes que foram submetidos a exercícios específicos de estabilização após um protocolo de tratamento de quatro semanas.

Palavras chave: Prolapso discal crónico, exercícios convencionais de extensão da coluna, exercícios específicos de estabilização.

CAPÍTULO 1
<u>INTRODUÇÃO</u>

Realizar a reabilitação do joelho sem primeiro treinar o vasto medial oblíquo (VMO), que é um músculo de estabilidade local, pode levar a problemas patelofemorais e o mesmo conceito está a ser utilizado em doentes com dor lombar. Este conceito de retreinar o sistema de estabilidade local em pessoas com dor lombar entrou no contexto da fisioterapia nos últimos quatro a cinco anos e não é uma forma totalmente nova.[1] O conceito consiste em criar rigidez na coluna vertebral antes de a carga ser colocada na coluna vertebral, controlando assim a amplitude média ou a zona neutra. O controlo desta zona média ajuda a reduzir a força de cisalhamento e a compressão durante o movimento e a carga sobre a coluna vertebral. [1]Quando funcionam corretamente, as fibras da musculatura intrínseca local trabalham antes de ocorrer o movimento real de uma extremidade ou do tronco.[2]

Assim, a pré-contração da musculatura intrínseca pode ser atrasada ou inibida na presença de dor ou patologia. Este atraso, ou inibição do sistema de estabilidade, diminui a capacidade do doente para controlar a posição neutra da articulação durante o movimento ou sob carga.[2]

Uma Hérnia Pulposa (HNP) foi definida como uma hérnia que ultrapassou a margem do corpo vertebral, mas que se encontrava dentro de um anel intacto. No adulto, a hérnia discal é comum e frequentemente causada por traumatismo. A ativação da musculatura estabilizadora local ocorre automaticamente de forma preparatória antes do movimento.[3] A falha deste mecanismo de estabilização preparatório é identificada como a causa primária da persistência da dor lombar.[4] A literatura que se desenvolveu a partir do modelo de "estabilização segmentar/controlo motor" e que o apoia, gerou investigação que se destaca da seguinte forma

A) O transverso do abdómen contrai-se separadamente dos outros músculos abdominais e a sua contração precede a do motor primário. Esta estabilização preparatória da coluna vertebral a contração está ausente em indivíduos com lombalgia.

B) O músculo multífido lombar funciona de forma semelhante e preparatória em indivíduos normais para proporcionar estabilidade segmentar e orientação do movimento entre segmentos.[5]

Os programas típicos de exercícios para as costas, como o programa de reabilitação baseado em ginásio, a terapia em piscina e o Pilates, são demasiado avançados para os doentes com dores lombares antes de se treinar a capacidade de retenção tónica e a co-contração isolada do músculo multífido (MF) e do músculo transverso do abdómen (TrA).[5]

A co-contração dos músculos TrA e MF ocorreu antes de qualquer movimento dos membros. Os doentes com lesões nas costas não foram capazes de recrutar os músculos TrA e MF suficientemente cedo para estabilizar a coluna vertebral antes do movimento. Para além disso, o músculo MF apresentou um recrutamento deficiente nos doentes com lesão lombar, o que demonstra mais uma vez que o recrutamento destes músculos profundos do tronco é muito importante.[6]

A hérnia do núcleo pulposo é o prolapso de um disco intervertebral através de um rasgão na fibrose anular circundante. A causa mais frequente de uma hérnia do núcleo pulposo é a degeneração relacionada com a idade, que se desenvolve ao longo do tempo à medida que a coluna vertebral suporta a tensão e o stress da vida quotidiana. No entanto, alguns factores podem encorajar ou exacerbar uma hérnia do núcleo pulposo, tais como

- Excesso de peso ou obesidade

- Falta de exercício

- Lesões súbitas, como as que podem ocorrer durante um acidente de viação, queda

ou desporto de alto impacto

- Levantamento incorreto de objectos pesados
- Predisposição genética ou uma doença congénita da coluna vertebral

- Fumar

- Consumo excessivo de álcool

- Profissões que exijam trabalho manual, fisicalidade, estar de pé, conduzir ou estar sentado a uma secretária durante longos períodos de tempo

- Doença degenerativa do disco e outras complicações relacionadas com a coluna vertebral

Sintomas

Uma hérnia do núcleo pulposo não causa sintomas por si só. No entanto, o núcleo em fuga pode comprimir os nervos próximos ou a medula espinal, provocando por vezes danos graves. Quando os sintomas começam a aparecer, eles podem incluir:

- Dor e desconforto crónicos

- Dor que percorre o comprimento de um nervo ou irradia para as extremidades

- Dormência

- Fraqueza muscular

- Formigueiros ou   sensações de "alfinetes e agulhas

- Perda de reflexos

Fisioterapia e exercício físico: Pode parecer contra-intuitivo, mas os períodos prolongados de repouso no leito raramente são benéficos para os doentes que sofrem de uma hérnia do núcleo pulposo. Através de exercícios específicos, é possível fortalecer os músculos abdominais, perder quilos em excesso e aumentar a flexibilidade. Todos estes factores podem aliviar a tensão sobre a coluna vertebral, diminuir os sintomas associados a uma hérnia do núcleo pulposo e incentivar uma cura rápida.

Importância dos exercícios convencionais de extensão das costas:

1.   Aumentará a sua capacidade de coordenar os movimentos através da zona lombar.

2.   Melhora a postura das costas

3.   É importante para a prevenção de lesões nas costas.

4.   Aumenta a espessura dos músculos estabilizadores.

Hérnia do Núcleo Pulposo

O material nuclear que é deslocado para o canal espinhal está associado a uma resposta inflamatória significativa, como foi demonstrado em estudos com animais. A lesão do disco resulta num aumento das moléculas pró-inflamatórias interleucina (IL)-1, IL-8 e fator de necrose tumoral (TNF)-a. Os macrófagos respondem a este material estranho deslocado e procuram limpar o canal espinal. Posteriormente, produz-se uma cicatriz significativa, mesmo sem cirurgia, e detecta-se a substância P, que está associada à dor.

A compressão neural aguda é responsável pela disfunção; a compressão de um nervo motor resulta em fraqueza e a compressão de um nervo sensorial resulta em dormência. A dor radicular é causada pela inflamação do nervo, o que explica a falta de correlação entre o tamanho real de uma hérnia de disco intervertebral ou mesmo o consequente grau de compressão neural e os sintomas clínicos associados.

Além disso, a degenerescência do disco intervetebral pode resultar em lacerações radiais e fuga do material nuclear, o que leva à toxicidade neural. A resposta inflamatória subsequente resulta frequentemente em irritação neural, causando dor irradiada sem dormência, fraqueza ou perda de reflexo, mesmo quando a compressão neural está ausente.

Vários factores parecem influenciar a ocorrência de hérnia do núcleo pulposo (HNP). O tabagismo é um fator de risco na epidemiologia das hérnias discais lombares e está documentado que diminui drasticamente a tensão de oxigénio no disco avascular, presumivelmente por efeitos vasoconstritores e reológicos no sangue.

A hérnia discal lombar pode resultar de tosse crónica e de outras pressões sobre o disco. Por exemplo, sentar-se sem apoio lombar provoca um aumento das pressões no disco e a condução é também um fator de risco devido ao acoplamento ressonante das vibrações de 5 Hz da estrada para a coluna vertebral. As pessoas que conduzem quantidades significativas têm problemas de coluna mais graves; os condutores de camiões têm o risco adicional de problemas de coluna devido à elevação durante as cargas e descargas, o que, infelizmente, é feito após uma condução prolongada.

Os estudos demonstraram que os picos de tensão num disco intervertebral deteriorado excedem os das cargas médias num disco normal, o que é consistente com um mecanismo de dor. Além disso, o stress repetitivo a níveis fisiológicos não produziu uma hérnia após testes prolongados, o que contradiz o conceito de acumulação de lesões com actividades laborais habituais. No entanto, após uma lesão simulada no anel (corte), uma tensão mecânica inferior resultou numa hérnia discal, o que é consistente com a degenerescência do disco intervertebral e com a experiência clínica em discografia.

A presumível causa traumática das hérnias discais tem sido questionada cientificamente na literatura, particularmente com o aumento da disponibilidade de informação genética.

O estado patológico de um anel enfraquecido é uma condição necessária para a ocorrência de herniação. Muitos casos envolvem traumatismos triviais, mesmo na presença de stress repetitivo. Não foi demonstrado que uma laceração anular ou um ponto fraco resultem de stress normal repetitivo de actividades habituais ou de actividades fisicamente desgastantes.

Propuseram que a herniação do núcleo pulposo e a deslocação do material nuclear causavam irritação neural, inflamação e dor. Mostraram que a excisão de um fragmento de disco era eficaz, mas a sua recomendação para efetuar este procedimento com uma fusão foi necessária devido à laminectomia relativamente agressiva. Este procedimento foi substituído por técnicas menos invasivas, como a microdiscectomia.

O disco intervertebral é a maior estrutura avascular do corpo. Surge a partir de células notocordais entre as placas terminais cartilaginosas, que regridem de cerca de 50% do espaço discal à nascença para cerca de 5% no adulto, com os condrócitos a substituírem as células notocordais.

Os discos intervertebrais estão localizados na coluna vertebral entre os sucessivos corpos vertebrais e têm uma secção transversal oval. A altura dos discos aumenta dos bordos periféricos para o centro, apresentando uma forma biconvexa que se torna sucessivamente maior em cerca de 11% por segmento, de cefálico para caudal (ou seja, da coluna cervical para a articulação lombossacra). Um ligamento longitudinal liga-se aos corpos vertebrais e aos discos intervertebrais anterior e posteriormente; a placa cartilaginosa de cada disco liga-se à placa óssea do corpo vertebral. (Ver as imagens abaixo).

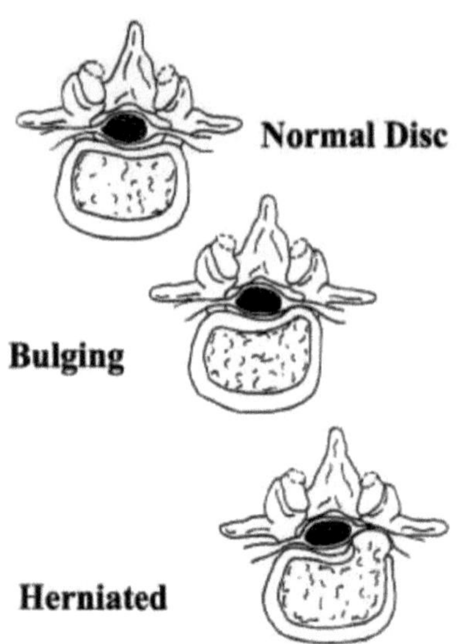

O material nuclear está normalmente contido no anel, mas pode causar abaulamento do anel ou pode herniar através do anel para o canal espinal. Isto ocorre normalmente numa localização póstero-lateral do disco intervertebral, conforme ilustrado.

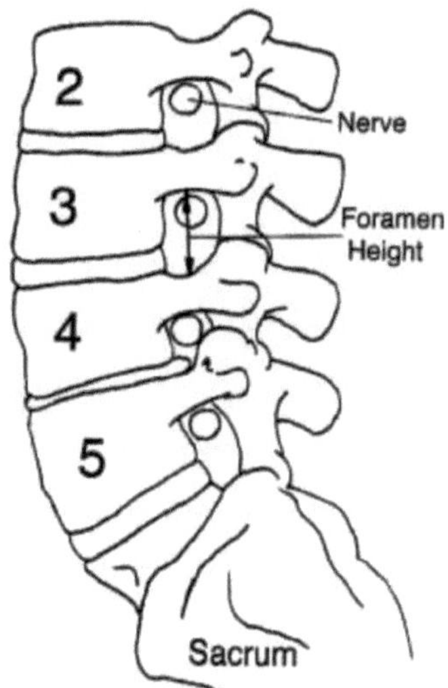

Os nervos espinais saem do canal espinal através dos forames em cada nível. A diminuição da altura do disco provoca uma diminuição da altura do forame na mesma medida, e a faceta articular superior do corpo vertebral caudal pode tornar-se hipertrófica e desenvolver um esporão, que depois se projecta em direção à raiz nervosa situada logo abaixo do pedículo. Nesta imagem, L4-5 tem perda de altura do disco e alguma hipertrofia da faceta, invadindo assim o espaço disponível para a raiz nervosa que sai (L4). Uma hérnia do núcleo pulposo no interior do canal embaraçaria a raiz que atravessa (L5).

A estrutura anular do disco é composta por um anel fibroso externo, que é um anel de restrição composto principalmente por colagénio de tipo 1. Este anel fibroso tem camadas alternadas orientadas a 60° da horizontal para permitir a rotação isovolumétrica. Ou seja, tal como um tubarão que nada e se vira na água não dobra a sua pele, o disco intervertebral tem a capacidade de rodar ou dobrar sem uma alteração significativa do volume e, por conseguinte, não afecta a pressão hidrostática da porção interna do disco, o núcleo pulposo.

O núcleo pulposo é constituído predominantemente por colagénio do tipo II, proteoglicanos e cadeias longas de hialuronano, que possuem regiões com cadeias laterais altamente hidrofílicas e ramificadas. Estas regiões carregadas negativamente têm uma forte avidez por moléculas de água e hidratam o núcleo ou o centro do disco através de um efeito de pressão de dilatação osmótica. O principal constituinte dos proteoglicanos é o aggrecan, que está ligado por uma proteína de ligação ao hialuronano longo. O núcleo pulposo é constituído por uma rede de fibrilhas, incluindo vários tipos de colagénio, juntamente com fibronectina, decorina e lumican.

O efeito hidráulico do núcleo contido e hidratado no interior do anel actua como um amortecedor para amortecer a coluna vertebral das forças que são aplicadas ao sistema músculo-esquelético. Cada vértebra da coluna vertebral tem um centro ou corpo anterior. Os centros estão empilhados numa coluna de suporte de peso e são suportados pelos discos intervertebrais. Um arco ósseo posterior correspondente envolve e protege os elementos neurais e cada lado dos elementos posteriores tem uma junta facetária ou articulação para permitir o movimento.

A unidade segmentar funcional é a combinação de um disco anterior e das duas articulações facetárias posteriores, e fornece proteção para os elementos neurais dentro dos limites aceitáveis da estabilidade clínica. As articulações facetárias ligam os corpos vertebrais de cada lado da lâmina, formando o arco posterior. Estas articulações estão ligadas a cada nível pelo ligamento amarelo, que é amarelo devido ao elevado teor de elastina e permite uma extensibilidade e flexibilidade significativas da coluna vertebral.

A estabilidade clínica foi definida como a capacidade da coluna vertebral, sob carga fisiológica, para limitar os padrões de deslocação de modo a evitar danos ou irritação da medula espinal ou das raízes nervosas e para prevenir deformações incapacitantes ou dor causada por alterações estruturais.[5] Qualquer rutura dos componentes que mantêm a coluna vertebral unida (ou seja, ligamentos, discos intervertebrais, facetas) diminui a estabilidade clínica da coluna vertebral. Quando a coluna vertebral perde um número suficiente destes componentes que a impede de desempenhar adequadamente a função mecânica de proteção, pode ser necessária cirurgia para restabelecer a estabilidade.

Fisiopatologia

A dor lombar (DL) é omnipresente, sendo que 60-80% das pessoas têm um episódio que limita a atividade pelo menos transitoriamente durante a sua vida. Os factores genéticos parecem ter um papel dominante, com a lombalgia a começar numa idade mais precoce do que se suspeitava anteriormente com base em alterações estruturais subsequentes; os homens começam a ter lombalgia cerca de uma década mais cedo do que as mulheres.

A capacidade de retenção de água do núcleo pulposo, ou a porção interna do disco intervertebral, diminui progressivamente com a idade. O declínio das propriedades mecânicas do núcleo pulposo está associado ao grau de deterioração dos proteoglicanos e à diminuição da hidratação, que conduzem a pressões de pico regionais excessivas no interior do disco. À medida que as cadeias longas de hialuronano encurtam e a pressão de inchaço diminui em resultado desta deterioração, a rigidez mecânica do disco diminui, o que provoca o abaulamento do anel, com a correspondente perda de altura do disco e do forame. (Ver a imagem abaixo).

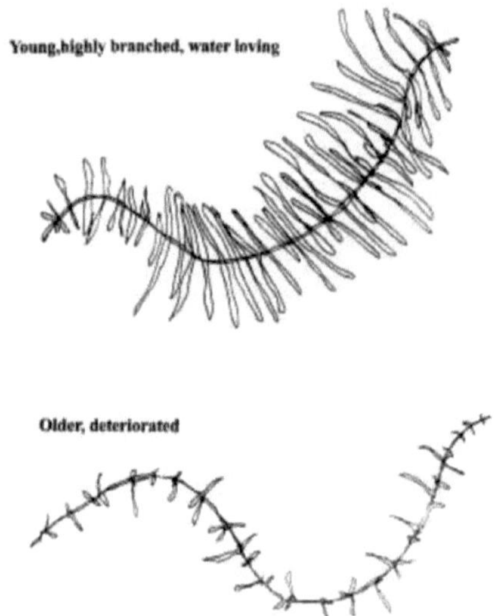

As cadeias longas de hialuronano formam uma espinha dorsal para atrair ramos electronegativos ou hidrofílicos, que hidratam o núcleo pulposo e causam uma pressão de inchaço dentro do anel que lhe permite estabilizar as vértebras e atuar como amortecedor. A deterioração do disco intervertebral resulta na perda destes ramos que retêm a água e, eventualmente, no encurtamento das cadeias.

A etiologia da lombalgia num indivíduo em particular não pode ser determinada, devido à multiplicidade de potenciais fontes. Embora a rutura do periósteo cause dor nas fracturas, o próprio osso é desprovido de receptores de dor (por exemplo, as fracturas de compressão assintomáticas são frequentemente observadas na coluna torácica de indivíduos idosos com osteoporose). No entanto, sabe-se que o disco intervertebral em degeneração tem elementos neurovasculares na periferia, incluindo fibras de dor.

A deterioração do disco e a perda da altura do disco podem deslocar o equilíbrio do peso para a articulação facetária; foi colocada a hipótese de este mecanismo ser a causa da dor lombar através da cápsula da articulação facetária, bem como através de outros tecidos ligados aos elementos ósseos posteriores e entre eles.

Quando o anel em animais é incisado, inicia-se uma cascata degenerativa que imita o processo natural de envelhecimento observado em humanos, fornecendo assim um modelo de deterioração do disco. Com o aumento da utilização da **discografia em** várias aplicações clínicas, observam-se rotineiramente roturas anulares semelhantes, associadas à degeneração do disco intervertebral, mesmo em doentes assintomáticos. As rupturas anulares podem ser simplesmente o resultado do envelhecimento e da cascata degenerativa. Estudos patológicos de doentes jovens que morreram devido a traumatismos revelam um grau surpreendente de danos na superfície articular das articulações facetárias; a ressonância magnética (MRI) revela rotineiramente a deterioração do disco em indivíduos na segunda ou terceira década de vida. A injeção de quimopapaína no disco intervertebral provoca uma cascata degenerativa repetível e previsível nas articulações facetárias, ilustrando o acoplamento entre o disco e as articulações facetárias. A imobilização por fusão das facetas posteriormente conduz à deterioração do disco; esta estrutura avascular depende exclusivamente do movimento para facilitar a difusão de nutrientes no seu interior.

Ainda não foi determinado se a deterioração do disco ou da faceta ocorre primeiro; no entanto, sabe-se que a deterioração ocorre em ambos.

A desidratação resulta do encurtamento das cadeias hialurónicas, da deterioração do estado de agregação e da diminuição da relação entre o sulfato de condroitina e o sulfato de queratano, o que leva ao abaulamento do disco e à perda de altura do disco. A consistência do material nuclear passa de um material homogéneo para aglomerados, o que leva à alteração da distribuição das pressões no interior do disco e à resistência ao fluxo do material nuclear; o material nuclear torna-se assim mecanicamente instável. A aglomeração do material nuclear em degeneração pode ser comparada a um berlinde preso entre dois livros - ou seja, é difícil de conter.

Estes fragmentos podem ser laterais ao ligamento longitudinal posterior e, por conseguinte, podem ter a menor resistência à herniação através do canto do disco intervertebral e para o canal ou forame espinal. A remoção cirúrgica dos fragmentos herniados é conseguida agarrando-os com um rongeur pituitário.

Este método de remoção cirúrgica não é possível com material normal e homogéneo, o que se verifica quando os discos intervertebrais saudáveis são excisados anteriormente em doentes operados devido a deformidade ou trauma. A utilização da técnica de rongeur pituitário para efetuar uma microdiscectomia num fragmento herniado necessita de um estado de deterioração pré-existente; as áreas enfraquecidas no anel fornecem um caminho de menor resistência para a saída do material nuclear.

História natural

Muito se tem escrito sobre o processo de deterioração da coluna vertebral ou espondilose, que ocorre ao longo da vida. A deterioração do disco intervertebral leva à diminuição da rigidez do disco, bem como à diminuição da estabilidade, resultando em dores episódicas que são comuns e podem ser temporariamente graves. No entanto, a deterioração contínua acaba por levar à restabilização da coluna vertebral através da colagenização, que endurece o disco. Os doentes na casa dos 50 e 60 anos têm habitualmente uma coluna mais rígida, mas com menos dor do que os doentes na casa dos 30 e 40 anos que estão a iniciar a cascata degenerativa.

Os doentes que perguntam se terão de viver com esta dor "para o resto das suas vidas" podem ser tranquilizados, até certo ponto, por esta história natural. Além disso, a recuperação espontânea de um episódio de dor aguda ocorre habitualmente, pelo que qualquer tratamento deve ser demonstrado como eficaz, alterando positivamente a evolução esperada sem tratamento.

Na prática geral, a incidência global de HNP em doentes com nova dor lombar é inferior a 2%. Por conseguinte, a maioria destes doentes apresenta deterioração do disco intervertebral e disfunção da unidade segmentar funcional. Terão dor lombar e alguns terão dor associada nas pernas, mas sem ciática (uma dor irradiada intratável, abaixo do joelho) ou radiculopatia. Um fragmento de disco que já não está contido no anel, mas que está deslocado para o canal espinal, tem uma hidratação reduzida e proteoglicanos deteriorados, sendo de esperar que sofra uma maior deterioração e a consequente dessecação do anel, essencialmente como uma uva que se transforma numa passa.

A resolução espontânea da ciática pode resultar da retração de um fragmento herniado, auxiliada por macrófagos e pela reação inflamatória evocada, mas os profissionais atribuem demasiadas vezes esta melhoria clínica aos seus tratamentos favoritos. Os sintomas intratáveis de ciática resultantes de deslocações do disco intervertebral podem beneficiar dramaticamente de uma intervenção cirúrgica.

20 anos após o relatório de Mixter e Barr de 1934, Friedenberg comparou o tratamento operatório com o tratamento não operatório. O tratamento não operatório produziu três grupos de resultados: sem dor, dor residual ocasional e dor incapacitante. As proporções destes grupos permaneceram semelhantes após 5 anos. Friedenberg concluiu que mesmo os episódios graves recorrentes podem ser resolvidos sem cirurgia; o problema era e continua a ser a seleção dos doentes.

Weber apresentou um estudo aleatório e controlado (prejudicado por desistências no grupo de controlo da cirurgia devido a dor intensa) e concluiu que os resultados dos doentes eram os mesmos com o tratamento operatório e com o tratamento conservador, exceto que os que foram tratados operativamente tiveram melhores resultados ao fim de um ano.

A coorte observacional do Spine Patient Outcomes Research Trial (SPORT) é igualmente limitada nas suas conclusões pelos crossovers: 50% do grupo operado foi submetido a cirurgia no prazo de 3 meses e 30% do grupo não operado foi submetido a cirurgia, mas no seguimento a longo prazo, os dois grupos não foram estatisticamente diferentes.

Prognóstico

Os doentes com hérnias do disco intervertebral de "base alargada" apresentam geralmente uma deterioração do disco ou uma falha da estabilidade clínica com dor lombar associada, em vez de ciática isolada. Estes doentes não são candidatos adequados à microdiscectomia isolada.

A fusão lombar está a ser cada vez mais utilizada nestes casos e a artroplastia também está a ser considerada; no entanto, este tratamento continua a ser controverso porque, mais uma vez, se baseia inevitavelmente na dor subjectiva do doente e na avaliação clínica sem uma determinação objetiva. Muitos relatórios na literatura descreveram citocinas específicas elevadas, mas não de forma abrangente; são observadas alterações na placa terminal, mas não foi identificada uma correlação clara até à data. Estão a ser estudadas várias substituições nucleares que reduzem a perda pós-operatória da altura do disco, restaurando a carga compressiva.

Com uma discectomia, os doentes com dor na perna dominante têm excelentes resultados, com 85-90% a regressarem à função plena. No entanto, cerca de 15% dos doentes têm dores lombares contínuas que podem limitar o seu regresso à plena atividade, apesar da ausência de radiculopatia. Os doentes que são submetidos a cirurgia não apresentam necessariamente melhores resultados do que os doentes que adiam a cirurgia.

A preocupação remanescente de herniação recorrente é pequena, embora esteja correlacionada com a obesidade. Os esforços para minimizar esta complicação têm incluído a reparação do anel e a injeção de materiais hemostáticos ou moléculas bioactivas. Num pequeno estudo, o etanercept demonstrou não ser benéfico para a ciática, embora a adição de butorfanol com corticosteroide tenha sido útil com uma injeção epidural.

A degenerescência do disco intervertebral, que provoca a aglutinação do material nuclear e uma relativa instabilidade mecânica, é a condição precedente necessária para a PNH. No entanto, é impossível dizer quais os doentes que ficarão bem após a microdiscectomia de uma hérnia e quais os que continuarão a ter problemas, de gravidade variável, devido à degeneração do disco. Os estudos demonstraram que os discos degenerados têm diferentes factores de crescimento e outras moléculas; assim, mesmo a introdução de células estaminais mesenquimatosas requer mais investigação e desenvolvimento significativos.

A deterioração significativa e a dor lombar associada estão a ser cada vez mais tratadas com estabilização, através de uma fusão intercorporal lombar anterior (ALIF) ou de uma fusão intercorporal lombar posterior (PLIF) em associação com descompressão posterior (quando necessário) e instrumentação. Os resultados ainda não estão disponíveis, uma vez que as técnicas ainda estão a evoluir, mas a experiência está a acumular-se.

Tomasino et al apresentaram dados de resultados clínicos e radiológicos de doentes submetidos a discectomia cervical anterior e fusão (ACDF) num único nível para espondilose cervical e/ou hérnia discal, utilizando placas bioabsorvíveis para instrumentação. Globalmente, aos 19,5 meses de pós-operatório, 83% dos doentes apresentavam resultados favoráveis com base nos critérios de Odom.

Os autores concluíram que a instrumentação absorvível proporciona uma melhor estabilidade do que a ausência de uma placa, mas que as taxas de subsidência e deformidade do enxerto podem ser superiores às associadas aos implantes metálicos. Neste estudo, a taxa de fusão e o resultado foram comparáveis aos resultados obtidos com placas metálicas, e os autores concluíram que a utilização de placas bioabsorvíveis é uma alternativa razoável ao metal, evitando a necessidade de implantes metálicos para toda a vida.

Buchowski et al realizaram uma análise transversal de dois grandes ensaios prospectivos, aleatórios e multicêntricos para avaliar a eficácia da artroplastia do disco cervical para a mielopatia com uma anomalia de nível único localizada no espaço do disco.{ef3j Os autores verificaram que os doentes, tanto no grupo da artroplastia como no da artrodese, tiveram melhorias após a cirurgia, sendo as melhorias semelhantes e não se verificando um agravamento da mielopatia no grupo da artroplastia.

Os autores referem que, embora os resultados aos 2 anos de pós-operatório sugiram que a artroplastia é equivalente à artrodese nestes casos, não avaliaram o tratamento da compressão retrovertebral que ocorre com a ossificação do ligamento longitudinal posterior.

Carragee et al. compararam a progressão de achados degenerativos comuns entre discos lombares injectados 10 anos antes com os mesmos níveis de discos em indivíduos que não foram expostos a discografia. Os autores verificaram que, em todos os parâmetros graduados ou medidos, os discos expostos a punção e injeção apresentavam uma maior progressão dos achados degenerativos do que os discos de controlo (não injectados). A progressão da degeneração discal foi de 35% no grupo da discografia, em comparação com 14% no grupo de controlo, tendo ocorrido 55 novas hérnias discais no grupo da discografia e 22 no grupo de controlo.

O estudo também encontrou uma perda significativamente maior da altura do disco e da intensidade do sinal nos discos de discografia. Os autores observaram, por conseguinte, que é necessário ponderar cuidadosamente os riscos e os benefícios no que respeita à injeção de discos.

McGirt et al realizaram um estudo de coorte prospetivo com imagiologia lombar pós-operatória padronizada com tomografia computorizada (TC) e ressonância magnética (RM) de 3 em 3 meses durante um ano, e depois anualmente, para avaliar a hérnia discal recorrente ao mesmo nível. Foi observada uma melhoria em todas as medidas de resultados 6 semanas após a cirurgia. Aos 3 meses após a cirurgia, foi observada uma perda de 18% da altura do disco, que progrediu para 26% aos 2 anos. Em 11 (10,2%) doentes, foi necessária uma discectomia de revisão numa média de 10,5 meses após a cirurgia.

De acordo com os autores, os doentes que apresentavam defeitos anulares maiores e remoção de volumes discais mais pequenos tinham um risco acrescido de hérnia discal recorrente, e aqueles a quem foram removidos volumes discais maiores apresentavam uma perda de altura discal mais progressiva até 6 meses após a cirurgia. Os autores sugeriram, com base nos resultados, que em casos de defeitos anulares maiores ou remoção de discos menos agressiva, a preocupação com a hérnia recorrente deve ser aumentada e que, nesses casos, uma reparação anular eficaz pode ser útil.

Fish et al realizaram um estudo retrospetivo num único centro para analisar se os resultados da RM podiam ser utilizados para prever a resposta terapêutica às injecções de esteróides epidurais cervicais (CESI) em doentes com radiculopatia cervical. Os pacientes foram classificados de acordo com a presença ou ausência de quatro tipos de achados de RM cervical: hérnia discal, comprometimento da raiz nervosa, estenose neuroforaminal e estenose do canal central.

Os autores verificaram que apenas a presença, versus a ausência, de estenose do canal central estava associada a uma resposta terapêutica significativamente superior à CESI. Assim, concluíram que o achado de estenose do canal central na RM é uma potencial indicação de que a CESI pode ser merecida. Hirsch et al efectuaram uma revisão sistemática da literatura para determinar a eficácia da discectomia lombar percutânea automatizada (APLD). Segundo os autores, com base nos critérios da United States Preventive Services Task Force (USPSTF), a evidência indicada para a APLD é de nível II-2 para o alívio a curto e longo prazo, indicando que a APLD pode proporcionar um alívio adequado em doentes devidamente seleccionados com prolapso do disco lombar contido. No entanto, os autores observaram que existe uma escassez de ensaios aleatórios e controlados na literatura sobre este assunto.

Dasenbrock et al efectuaram uma meta-análise de seis ensaios com 837 doentes, comparando a discectomia aberta com a discectomia minimamente invasiva, e encontraram pontuações semelhantes na escala visual analógica (EVA) no seguimento a curto e longo prazo. Os resultados não mostraram diferenças significativas no alívio da dor na perna entre as duas abordagens. A reoperação foi mais comum com exposição limitada (tubular), mas não estatisticamente significativa, e o total de complicações não diferiu.

O objetivo deste estudo foi investigar se os exercícios específicos de estabilização ou os exercícios convencionais de extensão das costas são eficazes em pessoas com Hérnia Pulposa Crónica. A nossa hipótese é que os programas de treino que consistem em exercícios específicos de estabilização ou exercícios convencionais de extensão do dorso seriam eficazes na redução da dor e da incapacidade relatadas pelo paciente e na melhoria da atividade dos músculos estabilizadores profundos (TrA e MF), uma vez que estes músculos sofrem atrofia após a lesão.

CAPÍTULO 2

METODOLOGIA

O estudo foi realizado no MGMs Institute of Physiotherapy, Aurangabad, de julho de 2011 a dezembro de 2011. O desenho do estudo foi um ensaio clínico aleatório. O consentimento para a realização do estudo foi concedido pelo comité de autorização ética institucional. Foram incluídos no estudo doentes com diagnóstico de Hérnia Pulposa Crónica (HNP) há mais de 3 meses, de ambos os sexos, com idades compreendidas entre os 20 e os 40 anos. Os critérios de exclusão consistiram em dores nas costas atribuídas a qualquer patologia específica: por exemplo, disco a qualquer patologia específica, tumor, infeção ou fratura, etc., incapacidade de andar sem ajuda para caminhar.

Depois de obtido o consentimento escrito e o exame inicial, através de sorteio e envelope selado, os doentes foram distribuídos aleatoriamente por dois grupos, ou seja, A e B. 10 doentes do Grupo A receberam exercícios específicos de estabilização, enquanto 10 doentes do Grupo B receberam exercícios convencionais de extensão das costas. A perceção da dor foi medida utilizando a Escala Visual Analógica (EVA). A incapacidade foi medida utilizando o Questionário de Incapacidade Ronald-Morris (RMDQ). Ambos os períodos de intervenção foram efectuados 5 vezes por semana durante 4 semanas.

Ambos os grupos experimentais seguiram dois regimes de exercício diferentes, separadamente.

WK	EXPERIMENTAL GROUP A	EXPERIMENTAL GROUP B
I	1) TrA Contraction in crook lying Position (Drawing in) 2) 4 point kneeling and trying to Hollow the lower abdominal	1) Prone with single arm/leg lifts 2) Prone with alternate arm and leg lifts
II	3) TrA Contraction in sitting and standing 4) Heel slides with transverses	3) Prone on elbows 4) Prone with double – arm / leg lifts

	abdominis contraction	
III	5) Abdominal hollowing with legs Supported and hips and knees at 90° 6) Bridging	5) Prone on hands 6) Quadruped position and extend one arms / leg
IV	7) Abdominal hallowing with legs unsupported and hips and knees at 90° 8) Single leg bridging with spine n neutral position	7) Quadruped position and extend alternate arm and leg 8) Prone with both double arm and double leg lifts

GRUPO A

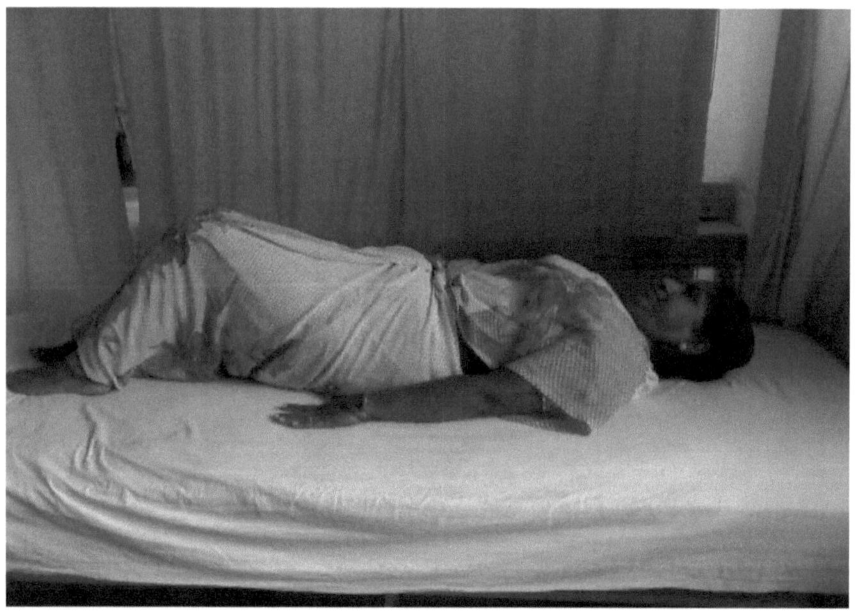

1) Contração do tronco em posição deitada.

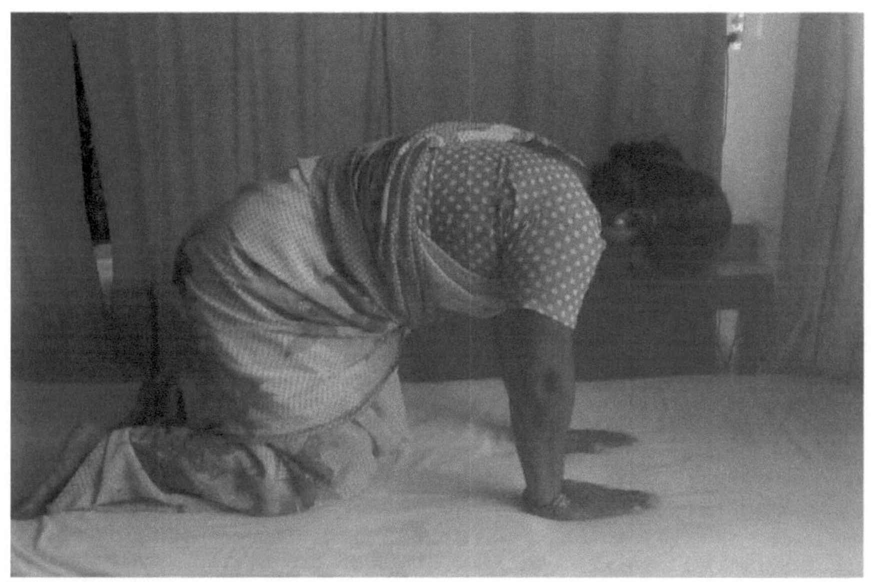

2) 4 pontos ajoelhados e tentando esvaziar a parte inferior do abdómen

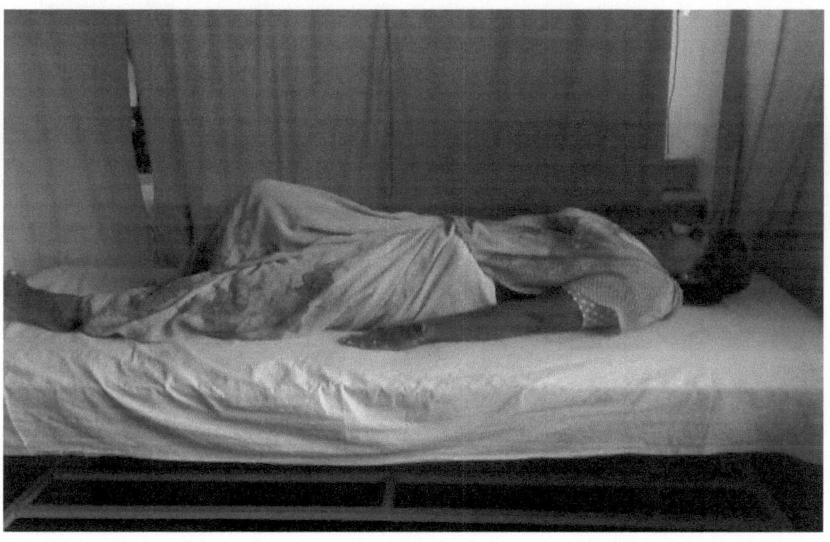

3) Deslizamento do calcanhar com contração do TrA.

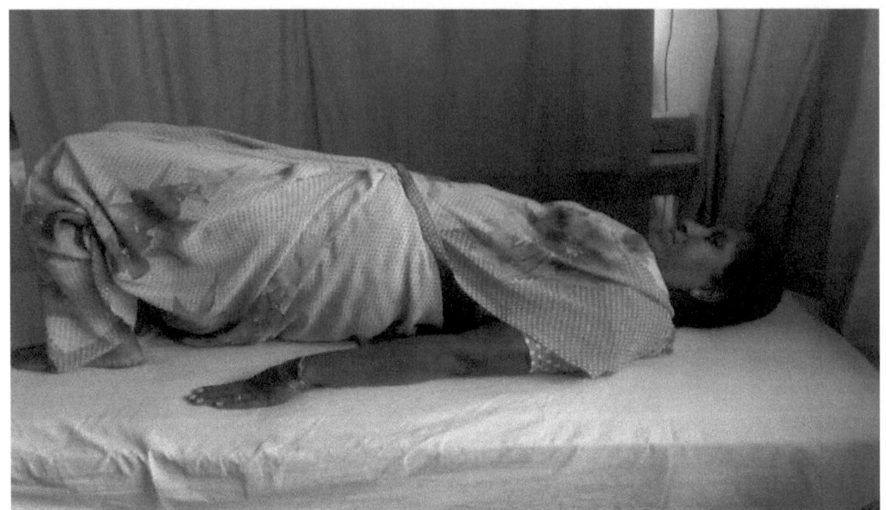

4) Ponte

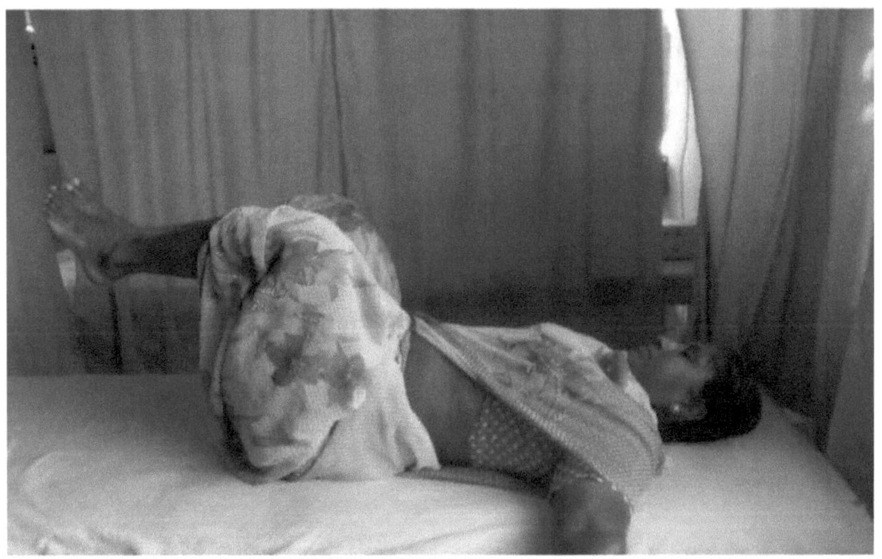

5) Abdominal com as pernas sem apoio e ancas e joelhos a *90°*.

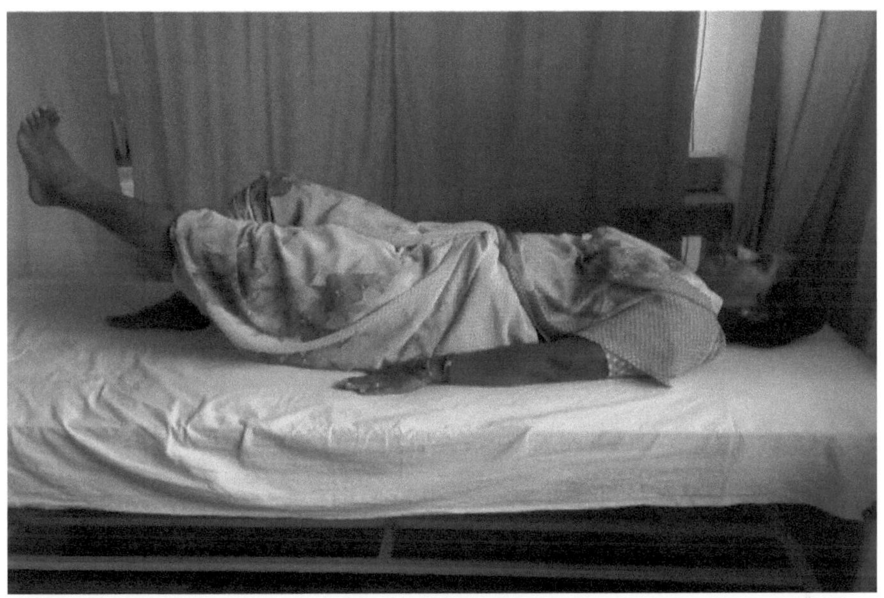

6) Ponte com uma perna só, com a coluna em posição neutra

GRUPO B

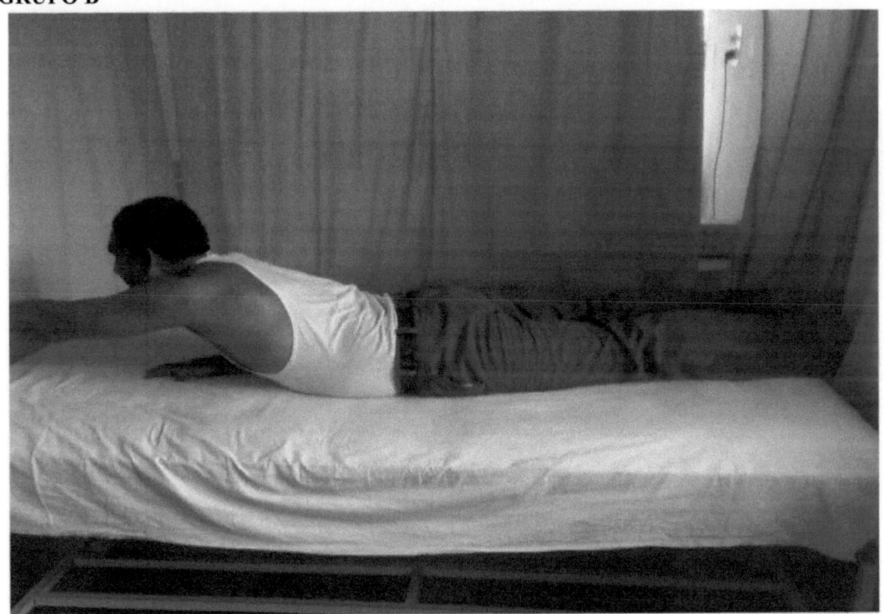

1) Prona com elevação de um braço/perna

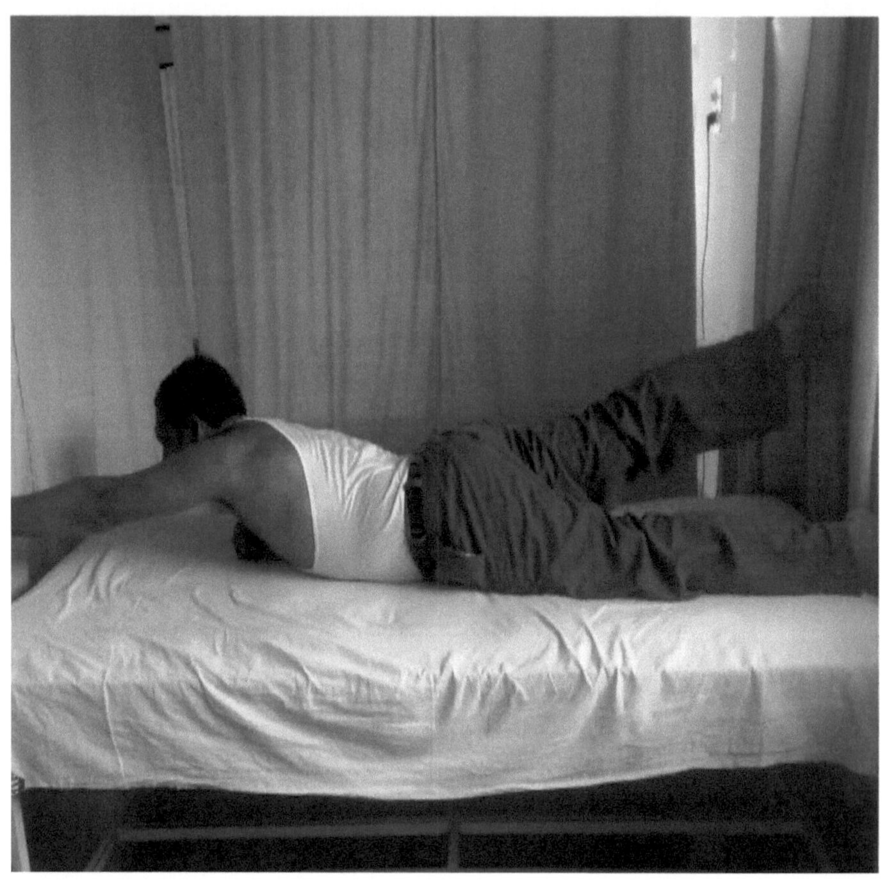

2) Prona com elevação alternada de braços e pernas

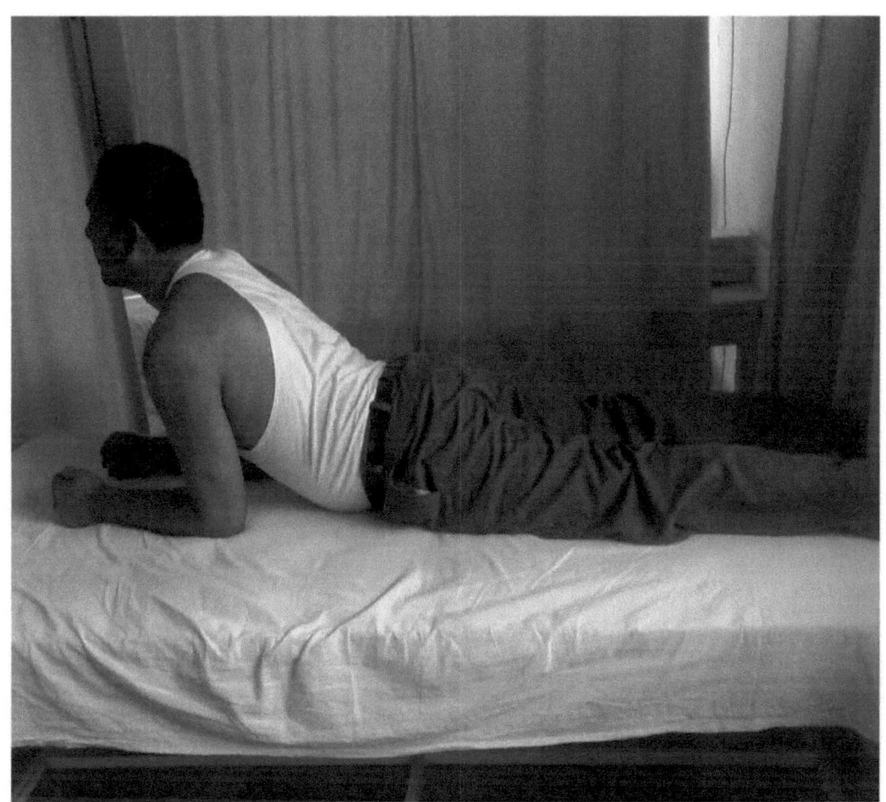

3)Deitado sobre o cotovelo.

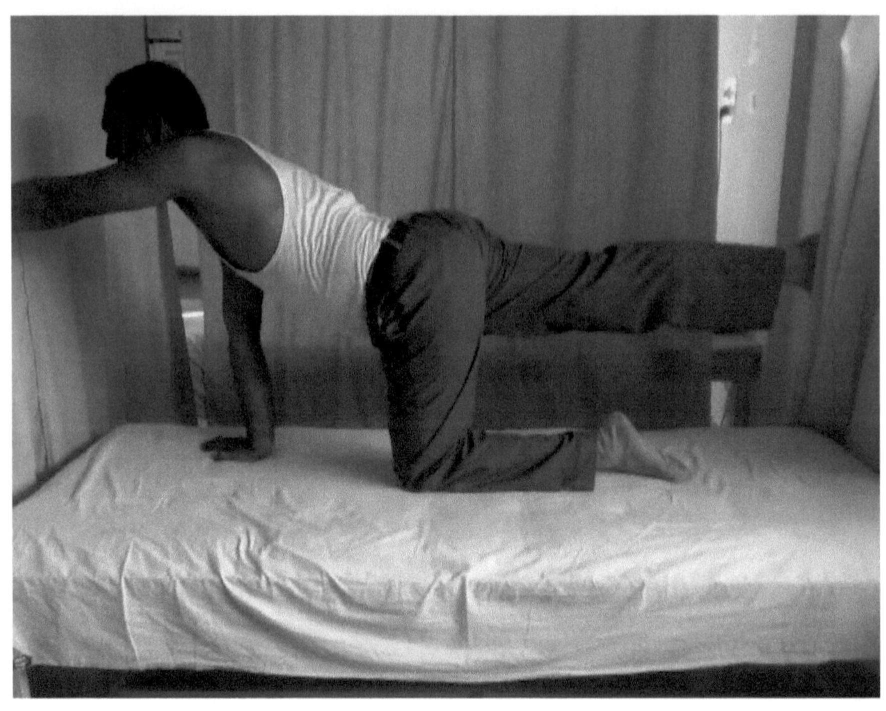

4) Posição quadrúpede e estender o braço e a perna alternados.

CAPÍTULO 3

RESULTADOS

Os resultados deste estudo foram analisados em termos de alívio da dor através da Escala Visual Analógica (EVA), uma escala de dor reactiva que produz dados fiáveis e válidos.(ll) Incapacidade através do Questionário de Incapacidade Ronald - Morris (RMDQ), uma escala de 24 itens (0 = "nenhuma incapacidade"), (24 = "maior incapacidade") com fiabilidade e validade clinicamente aceitáveis. (12)

ANÁLISE ESTATÍSTICA:

Tabela 1: Distribuição dos doentes em função da idade e do sexo.

Age Group (yrs)	Male		Female		Total
	Group A	Group B	Group A	Group B	
20 -25	-	2	2	1	5
26 -30	5	1	3	6	15
Total	5	3	5	7	20

Gráfico 1: Distribuição dos pacientes por idade e sexo.

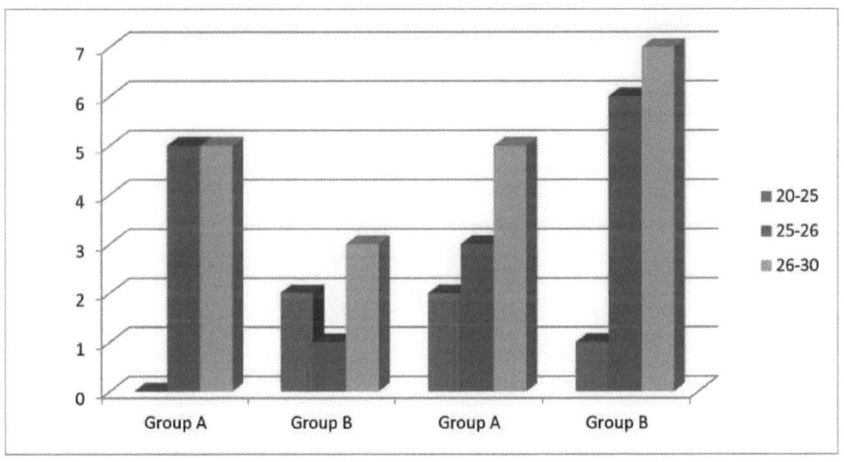

Tabela 2: Distribuição dos pacientes de acordo com a duração da dor.

Duration of pain	Group A	Group B	^{2}-value
0 – 6mths	3	2	0.53 Not – Significant p>0.05
7 – 12mths	5	4	
13 – 18mths	1	2	
19 – 24mths	1	2	
Total	10	10	

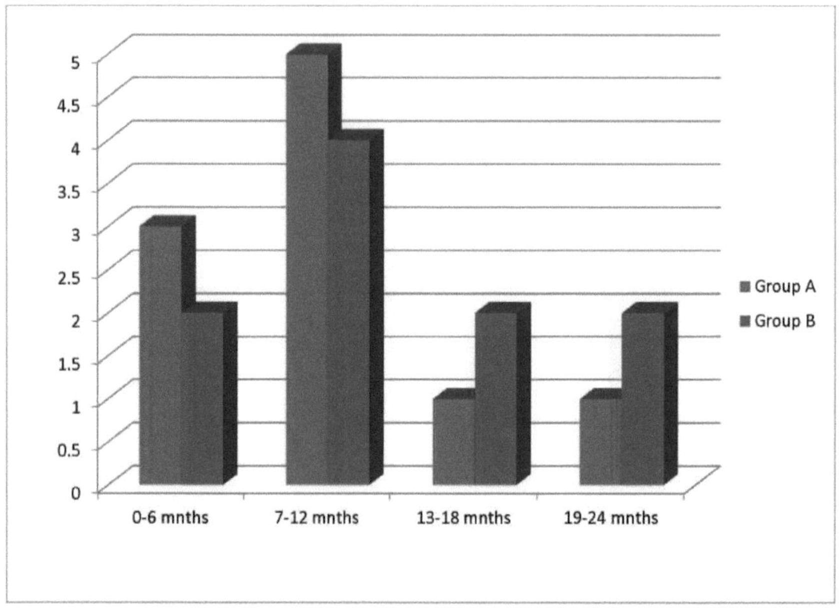

Tabela 3: Fiabilidade intra-avaliador da dor na EVA no grupo A e B

Statistics	Group A	Group B
ICC	0.82	0.90
P – value	0.007 Significant, p<0.05	0.001 Significant, p<0.05

Table 4:   Fiabilidade intra-avaliador doRMDQ no grupo A e B

Statistics	Group A	Group B
ICC	0.83	0.88
P – value	0.008 Significant, p<0.05	0.002 Significant, p<0.05

Table 5:   Comparação da dor na EVA nos diferentes dias Teste t de Student emparelhado Grupo A

A. Estatísticas descritivas

Week	Mean	N	Std. Deviation	Std. Error Mean
Week 1	6.00	5	1.22	0.54
Week 2	3.40	5	1.14	0.50
Week 3	2.00	5	0.70	0.31
Week 4	0.60	5	0.54	0.24

B. Teste de amostras emparelhadas

	Paired Differences							
	Mean	Std. Deviation	Std. Error Mean	95% Confidence Interval of the Difference		t	df	P-value
				Lower	Upper			
Week 1 – Week 2	2.60	0.54	0.24	1.91	3.28	10.61	4	0.000 S, p<0.05
Week 2 – Week 3	1.40	0.89	0.40	0.28	2.51	3.50	4	0.025 S, p<0.05
Week 3 – Week 4	1.40	0.89	0.40	0.28	2.51	3.50	4	0.025 S, p<0.05
Week 1 - Week 4	5.40	1.14	0.50	3.98	6.81	10.59	4	0.000 S, p<0.05

Table 6:   Comparação da dor na EVA Teste t de Student emparelhado: Grupo B

A. Estatísticas descritivas

Weeks	Mean	N	Std. Deviation	Std. Error Mean
Week 1	6.20	5	1.09	0.48
Week 2	5.00	5	0.70	0.31
Week 3	4.20	5	0.83	0.37
Week 4	2.60	5	0.54	0.24

B. Teste de amostras emparelhadas

	Paired Differences					t	df	P-value
	Mean	Std. Deviation	Std. Error Mean	95% Confidence Interval of the Difference				
				Lower	Upper			
Week 1 – Week 2	1.20	0.83	0.37	0.16	2.23	3.20	4	0.033 S, p<0.05
Week 2 – Week 3	0.80	0.44	0.20	0.24	1.35	4.00	4	0.016 S, p<0.05
Week 3 – Week 4	1.60	0.54	0.24	0.91	2.28	6.53	4	0.003 S, p<0.05
Week 1 - Week 4	3.60	0.54	0.24	2.91	4.28	14.69	4	0.000 S, p<0.05

Gráfico : 3 Comparação da dor na EVA para o Grupo A e o Grupo B

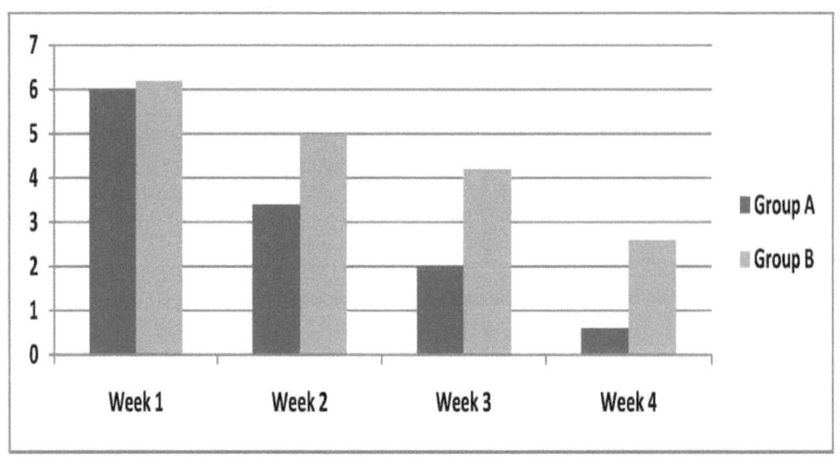

Período de tempo

Table 7:   Comparação do RMDQ nas diferentes semanas Teste t de Student emparelhado Grupo A

A. Estatísticas descritivas

Weeks	Mean	N	Std. Deviation	Std. Error Mean
Week 1	12.20	5	2.77	1.24
Week 2	7.20	5	1.78	0.80
Week 3	5.40	5	1.51	0.67
Week 4	2.80	5	0.83	0.37

B. Teste de amostras emparelhadas

	Paired Differences					t	df	P-value
	Mean	Std. Deviation	Std. Error Mean	95% Confidence Interval of the Difference Lower	Upper			
Week 1 – Week 2	5.00	2.12	0.94	2.36	7.63	5.27	4	0.033 S, p<0.05
Week 2 – Week 3	1.80	0.83	0.37	0.76	2.83	4.81	4	0.016 S, p<0.05
Week 3 – Week 4	2.60	1.14	0.50	1.18	4.01	5.09	4	0.003 S, p<0.05
Week 1 – Week 4	9.40	2.07	0.92	6.82	11.97	10.13	4	0.000 S, p<0.05

Table 8:   Comparação do RMDQ para as diferentes semanas Teste t de Student emparelhado:
Grupo B

A. Estatísticas descritivas

Weeks	Mean	N	Std. Deviation	Std. Error Mean
Week 1	12.00	5	2.34	1.04
Week 2	9.00	5	1.00	0.44
Week 3	7.80	5	0.83	0.37
Week 4	5.80	5	1.30	0.58

	Paired Differences					t	df	P-value
	Mean	**Std. Deviation**	**Std. Error Mean**	**95% Confidence Interval of the Difference**				
				Lower	Upper			
Week 1 – Week 2	3.00	1.41	0.63	1.24	4.75	4.743	4	0.033 S, p<0.05
Week 2 – Week 3	1.20	0.83	0.37	0.16	2.23	3.207	4	0.016 S, p<0.05
Week 3 – Week 4	2.00	0.70	0.31	1.12	2.879	6.325	4	0.003 S, p<0.05
Week 1 - Week 4	6.20	1.48	0.66	4..35	8.04	9.347	4	0.000 S, p<0.05

Gráfico : 4 Comparação do RMDQ em diferentes semanas para o Grupo A e o Grupo B

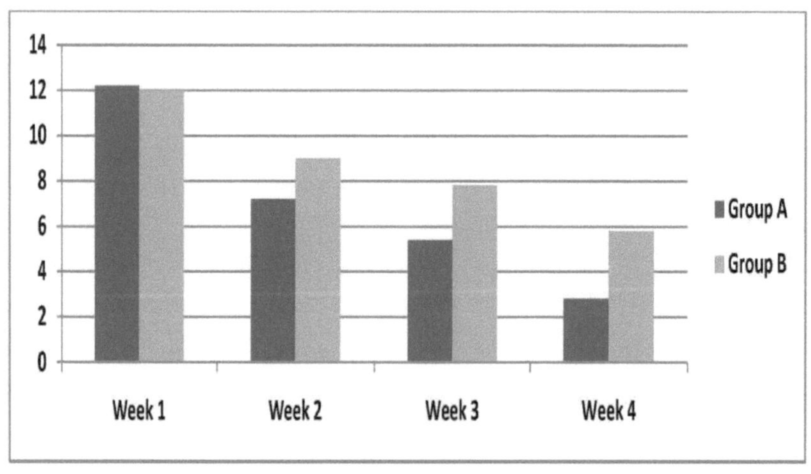

Período de tempo

Tabela 9: Comparação da dor na EVA e no RMDQ em ambos os grupos

A. Estatísticas descritivas

Parameters	Group	N	Mean	Std. Deviation	Std. Error Mean
	Group A	5	0.60	0.54	0.24
Pain on VAS	Group B	5	2.60	0.54	0.24
RMDQ	Group A	5	2.80	0.83	0.37
	Group B	5	5.80	1.30	0.58

B. Teste t não pareado

Parameters		t-test or Equality of Means						
	T	df	p-value	Mean Difference	Std. Error Difference	95% Confidence Interval of the Difference		
							Lower	Upper
Pain on VAS	5.7	8	0.000 S, p<0.05	-2.00	0.34		-2.79	-1.20
RMDQ	4.33	8	0.003 S, p<0.05	-3.00	0.69		-4.59	-1.40

CAPÍTULO 4

DISCUSSÃO

Este estudo baseia-se nas tendências actuais da gestão de exercícios para a dor lombar crónica: comparação entre exercícios específicos de estabilização e exercícios convencionais de extensão das costas.

O objetivo é investigar o efeito dos dois exercícios, ou seja, o exercício específico de estabilização e os exercícios convencionais de extensão das costas, no alívio da dor lombar crónica. Para analisar o objetivo acima referido neste estudo, utilizámos a escala visual analógica da dor e o questionário de incapacidade de Ronald e Morris como medidas de resultado em termos de dor e estado funcional. A fiabilidade e a validade das escalas de medição e do questionário acima referidos estão bem estabelecidas.

1. **A dor como resultado:** O grupo de estudo A apresenta uma melhoria significativa na EVA em comparação com o grupo B.

2. **Melhoria funcional como resultado:** O grupo de estudo A apresenta uma melhoria significativa no valor do questionário de Ronald e Morris em comparação com o grupo B, o que se deve ao facto de a maioria dos doentes com prolapso discal crónico apresentar instabilidade lombar. Os exercícios de estabilização específicos visam os músculos que conferem estabilidade à coluna vertebral, como o músculo multífido e o músculo transverso do abdómen, uma vez que a força e a melhoria da instabilidade lombar diminuem.

As limitações do estudo foram a pequena dimensão da amostra, pelo que é necessário um estudo com uma amostra maior. O grupo de acordo deve ser alargado.

CAPÍTULO 5

CONCLUSÃO

O treino do exercício de estabilização específico no grupo de estudo A mostrou uma melhoria significativa na diminuição da dor e na melhoria da capacidade funcional quando comparado com o exercício de fortalecimento no grupo B após um protocolo de tratamento de quatro semanas.

BIBLIOGRAFIA:

1. Emerson P. A avaliação da estabilidade da coluna vertebral no campo da fisioterapia. Revista da CNI, Biblioteca Online. Amedical reviewjournal.2001; 12(1).

2. Decandido P , reinig JW , Dwyer AJ. Avaliação por ressonância magnética da distribuição das alterações degenerativas do disco da coluna lombar. J Spinal Discord. 1988; 1: 9-15.

3. Adams Michael A, Freeman Brain JC, Morrison Helen, et al. Iniciação mecânica da degenerescência do disco intervertebral . Spine. 2000; 25: 1625 - 1636.

4. Kazemi M. Hérnia discal lombar em adolescente num artista de Tae Kwon Domartial: relato de um caso. J Can Chiropr Assoc. 1999; 43(4): 236 - 242.

5. Richardson C, Jull G, Hodges P. Therapeutic exercise for spinal segmental stabilization in low back pain. Scientific Basis and Clinical Approach. Churchill Livingstone. 1999; pp. 61 - 96.

6. O'Sullivan Peter B, Phyty Dip Manip Grad, Twomey Lance T. Avaliação de exercícios específicos de estabilização no tratamento da dor lombar crónica com diagnóstico radiológico de espondilólise ou tese de espondilólise. Spine. 1997; 22(24): 2959 - 2967.

MASTER CHART											

GROUP A											
Sr. No.	Age	Sex	Dur of Pain	Pain on VAS				RMDQ			
				1	2	3	4	1	2	3	4
1	24	F	4 mnths	7	5	2	1	10	5	3	2
2	26	M	12 mnths	7	4	3	0	12	7	6	3
3	27	M	3 mnths	6	3	2	1	9	7	6	2
4	30	M	24 mnths	4	2	1	0	15	10	7	4
5	26	M	11 mnths	6	3	2	1	15	7	5	3
6	28	F	18 mnths	5	4	2	2	12	9	5	3
7	24	F	10 mnths	3	3	2	0	14	11	7	5
8	30	M	4 mnths	4	3	1	0	8	6	4	2
9	30	F	7 mnths		4	1	1	14	10	7	4
10	30	F	12 mnths	7	4	3	2	12	10	6	6

GROUP B											
11	24	M	24 mnths	7	5	5	3	15	10	9	7
12	30	F	12 mnths	5	5	4	2	10	8	8	6
13	26	F	7 mnths	7	6	5	3	11	9	7	5
14	30	M	11 mnths	5	4	3	2	14	10	8	7
15	27	F	6 mnths	7	5	4	3	10	8	7	4
16	24	F	18 mnths	5	4	2	0	14	10	7	4
17	29	F	14 mnths	7	5	3	3	12	10	6	6
18	25	M	6 mnths	6	4	3	2	15	9	5	3
19	28	F	22 mnths	6	4	3	1	8	11	7	5
20	30	F	12 mnths	4	3	2	0	12	6	4	2

O QUESTIONÁRIO ROLAND-MORRIS SOBRE DOR LOMBAR E INCAPACIDADE

Nome do doente:Data:

Por favor, leia as instruções: Quando lhe doem as costas, pode ter dificuldade em fazer algumas das coisas que faz normalmente. Assinala apenas as frases que te descrevem hoje.

- ☐ Fico em casa a maior parte do tempo por causa das minhas costas.

- ☐ Mudo frequentemente de posição para tentar que as minhas costas fiquem confortáveis.

- ☐ Ando mais devagar do que o habitual por causa das minhas costas.

- ☐ Por causa das minhas costas, não estou a fazer nenhum dos trabalhos que normalmente faço em casa.

- ☐ Por causa das minhas costas, uso um corrimão para subir as escadas.

- ☐ Por causa das minhas costas, deito-me mais vezes para descansar.

- ☐ Por causa das minhas costas, tenho de me agarrar a qualquer coisa para sair de uma poltrona.

- ☐ Por causa das minhas costas, tento que outras pessoas façam coisas por mim.

- ☐ Visto-me mais lentamente do que o habitual por causa das minhas costas.

- ☐ Só me mantenho de pé durante curtos períodos de tempo por causa das minhas costas.

- ☐ Por causa das minhas costas, tento não me dobrar ou ajoelhar.

- ☐ Tenho dificuldade em levantar-me de uma cadeira por causa das minhas costas.

- ☐ As minhas costas estão quase sempre a doer.

- ☐ Tenho dificuldade em virar-me na cama por causa das minhas costas.

- ☐ O meu apetite não é muito bom por causa das minhas costas.

- ☐ Tenho dificuldade em calçar a meia (ou meia) por causa da dor nas costas.

- ☐ Só consigo andar distâncias curtas por causa das dores de costas.

- ☐ Durmo menos bem por causa das minhas costas.

- ☐ Devido às minhas dores de costas, visto-me com a ajuda de outra pessoa.

- ☐ Passo a maior parte do dia sentado por causa das minhas costas.

- ☐ Evito trabalhos pesados em casa por causa das minhas costas.

☐   Por causa das dores nas costas, sou mais irritável e mal-humorada com as pessoas do que o habitual.

☐   Por causa das minhas costas, subo as escadas mais lentamente do que o habitual.

Fico na cama a maior parte do tempo por causa das minhas costas.

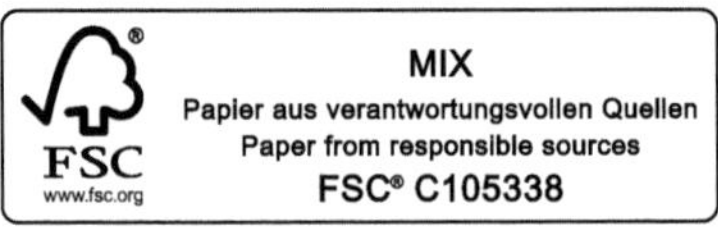

Printed by Books on Demand GmbH, Norderstedt / Germany